Mirela Ilikj

GMP/GACP - nouvelles normes pour l'assurance qualité du cannabis

Mirela Ilikj

GMP/GACP - nouvelles normes pour l'assurance qualité du cannabis

ScienciaScripts

Imprint
Any brand names and product names mentioned in this book are subject to trademark, brand or patent protection and are trademarks or registered trademarks of their respective holders. The use of brand names, product names, common names, trade names, product descriptions etc. even without a particular marking in this work is in no way to be construed to mean that such names may be regarded as unrestricted in respect of trademark and brand protection legislation and could thus be used by anyone.

Cover image: www.ingimage.com

This book is a translation from the original published under ISBN 978-620-3-30778-8.

Publisher:
Sciencia Scripts
is a trademark of
International Book Market Service Ltd., member of OmniScriptum Publishing Group
17 Meldrum Street, Beau Bassin 71504, Mauritius
Printed at: see last page
ISBN: 978-620-3-32978-0

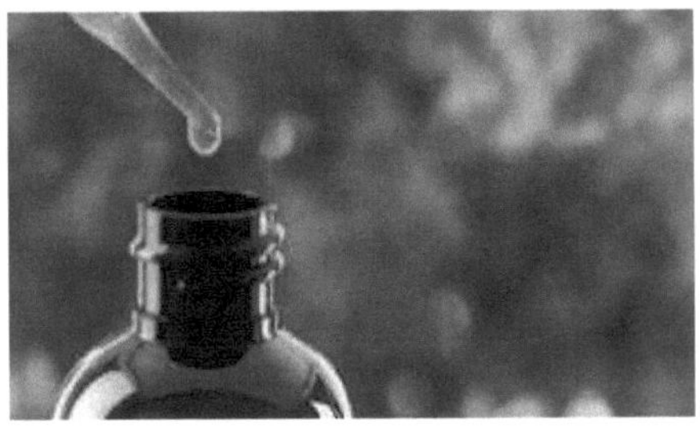

GMP/GACP - nouvelles normes pour l'assurance qualité du cannabis

*Courrier électronique de l'auteur correspondant :
mirelai@nyskholdings.com

TABLE DES MATIÈRES

Résumé 3

Introduction 4

Normes BPF / GACP dans l'industrie du cannabis 7

Stratégie et approche pour l'application des normes GACP/GMP dans la culture et la production de cannabis à usage médical 13

Approche différente de l'application des GACP et des GMP dans la production de *flos de Cannabis* 50

Conclusion 58

Références 59

Résumé

En 2015, en République de Macédoine du Nord, une nouvelle loi sur les stupéfiants a été adoptée. Les modifications portent sur la culture légale du cannabis à usage médical ainsi que sur la production légale d'extraits de cannabis à usage médical. Afin d'obtenir une qualité élevée du cannabis et des produits à base de cannabis à usage médical et de satisfaire à certaines normes de qualité qui garantiront la cohérence, la traçabilité et la qualité continue du produit, il est nécessaire de mettre en place des systèmes de qualité. Un bon système de qualité est un système de normes ISO, mais pour le cannabis à usage médical, les normes GACP, GMP et GLC sont plus souvent utilisées. La production de cannabis à usage médical comprend : le processus de culture où les normes GACP sont applicables, la transformation primaire où les normes GMP sont les plus importantes et le contrôle de la qualité du produit final réglementé par les normes BPL.

Dans le présent examen, une explication de ces normes ainsi qu'un aperçu des modes de leur mise en œuvre ont été faits.

Mots-clés : GxP, GMP, GACP, GLP

Introduction

Les normes présentes dans la production standardisée dans le but d'obtenir des produits de cannabis de bonne qualité par le biais d'un système permanent, unifié et stable sont :

1. Les bonnes pratiques (GxP) ("x" peut être remplacé par agriculture, révision, documentation, fabrication, clinique, distribution, laboratoire, stockage, etc.) sont des procédures de travail et des méthodologies recommandées qui sont appliquées pour obtenir une substance active, un médicament ou un dispositif médical efficace, précis, fiable, cohérent et pur, qui doit continuellement répondre aux critères de qualité définis, mis en œuvre de manière stricte et contrôlée, y compris la recherche et le développement, les processus de production, le contrôle de qualité, le stockage et la distribution. Les principaux aspects des GxP sont : la qualité, l'intégrité, la traçabilité et la responsabilité. La documentation est un outil essentiel qui doit être utilisé dans le cadre de la mise en œuvre de la conformité aux GxP (OMS, 2003).

2. Les bonnes pratiques de fabrication (BPF) sont des procédures et pratiques de fabrication et administratives qui garantissent que les médicaments répondent aux normes de production/aux exigences d'autorisation de mise sur le marché, aux spécifications du produit et aux attentes des clients afin de garantir un produit final sûr et efficace. Les BPF reposent sur dix principes de base : conception, construction et entretien appropriés de l'installation, des services publics et des équipements, validation des équipements, des processus de production, du nettoyage, des méthodes d'essai et du système logiciel, préparation de procédures opérationnelles standard (POS) et leur suivi, documentation précise, formation des employés, protection et prévention de la contamination, santé/hygiène des employés, qualité constante pendant tout le cycle de vie du produit et audits/inspections (OMS, 1996).

3. *Les* réglementations relatives aux *bonnes pratiques de laboratoire (BPL)* sont des normes internationales applicables aux laboratoires de recherche, de développement et de contrôle de la qualité (CQ), qui visent à soutenir le développement de la qualité et des données d'essai validées utilisées pour certifier la sécurité et la compatibilité de la spécification du produit. Les BPL comprennent : les exigences générales, les exigences relatives aux installations, les exigences relatives aux équipements et les procédures opératoires normalisées (PON). Les tests analytiques dans le domaine du cannabis médical sont un élément essentiel du contrôle de la qualité et du développement rapide sur le terrain. Les laboratoires d'analyse du cannabis suivent les systèmes de qualité spécifiés dans la norme ISO 17025, qui vise à fournir les conditions permettant au laboratoire d'être responsable de ses activités (essais, étalonnage et échantillonnage) en utilisant des méthodes standard, des méthodes non standard et des méthodes internes (OMS, 1998).

4. *Bonnes pratiques agricoles et de collecte des plantes médicinales (GACP)* - dans le contexte général de l'assurance qualité, les GACP pour les plantes médicinales sont principalement destinées à fournir des orientations techniques générales pour l'obtention de matières premières de qualité pour la production durable de produits à base de plantes classés comme médicaments. La culture, la collecte et la récolte des plantes médicinales, ainsi que la transformation des matières premières de plantes médicinales

après la récolte, doivent être effectuées conformément aux exigences légales et environnementales du pays dans lequel les activités sont menées (OMS, 1996).

La mise en œuvre des normes de qualité GACP, GMP et GLP dans l'extraction des herbes est un processus pharmaceutique simple et familier, mais la mise en œuvre des normes de qualité GACP, GMP et GLP dans le processus de culture du cannabis est un défi.

C'est pourquoi l'objectif de ce document est de faire un tour d'horizon de la mise en œuvre des GACP et des GMP dans la culture du cannabis médicinal et la production de produit final de cannabis de la plus haute qualité.

Normes BPF / GACP dans l'industrie du cannabis

Le point fondamental de la norme BPF est que la qualité doit être intégrée dans le produit du début à la fin. Ce fait couvre un large éventail d'activités et concerne la production à tous les niveaux. Son but est de garantir que les produits fabriqués répondent de manière cohérente aux exigences réglementaires en matière de sécurité, d'identité, de puissance, de qualité, de pureté, etc., minimisant ainsi le risque pour les utilisateurs finaux. Les BPF sont une partie intégrante et essentielle du système de gestion de la qualité (SGQ) de l'organisation. Leur mise en œuvre réussie garantit l'efficacité, l'exactitude et la cohérence du produit final. Bien que les BPF comprennent l'essai final des produits dans des laboratoires de contrôle de la qualité certifiés, elles ne sont pas suffisantes. Les BPF sont destinées à être mises en œuvre tout au long du processus, depuis les sources de matières premières jusqu'aux audits externes sur les qualifications des fournisseurs, jusqu'à l'obtention d'un produit final ayant une durée de conservation approuvée.

La mise en œuvre des BPF dans l'industrie du cannabis est pertinente :

- Traitement

- Matériel

- Méthodes

- Objets

- Machines

- Personnel

- Contrôles

- Production

- Emballage

- Stockage

- Documentation

- Transport

La mise en œuvre des BPF dans l'industrie du cannabis n'a pas encore été entièrement formulée car le cannabis est encore considéré comme illégal dans la plupart des États américains, par exemple. En revanche, dans de nombreux pays européens (ainsi qu'en Australie et au Canada), des lignes directrices sur les BPF pour l'industrie du cannabis ont effectivement été rédigées, mises en œuvre et appliquées.

Les questions juridiques et culturelles existent toujours, même dans la société actuelle, de sorte que l'industrie mondiale du cannabis n'est généralement pas réglementée. En outre, les territoires non réglementés où les BPF/BPCA ne sont pas clairement définis et mis en œuvre par les organismes de réglementation gouvernementaux compétents souffrent d'un risque accru de voir des produits dangereux et inefficaces arriver sur le marché. Mais cette situation évolue rapidement et personne ne veut régresser.

Sur la base de nombreuses années d'expérience dans les secteurs médical, pharmaceutique et mondial du cannabis et d'une approche fondée sur les risques, un système de gestion de la qualité BPF standardisé a été élaboré aujourd'hui. Il peut être mis en œuvre à l'échelle mondiale et répondra aux exigences réglementaires actuelles et futures en matière de BPF pendant une période relativement courte. Outre la mise en place d'un système de qualité, l'accent est mis sur la formation et le renforcement des compétences du personnel, ainsi que sur la mise en œuvre des BPF tout au long de la production et de la vie du produit. Il en résulte une amélioration de la qualité des produits et du contrôle des processus. Une mise en œuvre réussie des BPF permet d'accroître la qualité des produits et le contrôle des processus, ainsi que les rendements, de réduire au minimum les déchets et les défauts des produits, et d'améliorer les résultats financiers.

Un résumé de la situation réglementaire dans les pays développés révèle que beaucoup ont pris des mesures pour normaliser la production et l'utilisation du cannabis en médecine. Au Canada, l'agence du cannabis est réglementée par le ministère de la santé ; en Allemagne, par l'Office fédéral des médicaments et des dispositifs médicaux ; aux Pays-Bas, par l'Office du cannabis médical ; en Australie, par l'Administration des produits thérapeutiques (TGA) ; en Israël, par le ministère de la santé israélien (IMOH) ; en Macédoine du Nord, par le ministère de la santé avec l'Agence des médicaments et des dispositifs médicaux ; etc.

Dans ces pays, les agronomes sont autorisés à cultiver et à fournir du cannabis sur la base de leurs certifications GAP et GMP. Les médecins sont autorisés à prescrire des produits à base de cannabis pour un large éventail d'affections médicales et les pharmaciens autorisés à les vendre, conformément aux obligations légales. Les agences gouvernementales peuvent également recueillir des données sur les patients et les habitudes des consommateurs de manière anonyme pour l'analyse des données sur les produits, afin de faciliter le développement et la classification des souches et des produits de cannabis en fonction des conditions médicales auxquelles ils sont destinés.

Une fois que les systèmes législatifs ont été établis, que les lignes directrices sur les BPF ont été rédigées, publiées, suivies et examinées par les organismes de réglementation compétents, que les monographies de cannabinoïdes ont été approuvées et que les formes de dosage finales ont été mises au point, la sécurité, l'efficacité et la qualité des produits à base de cannabis sont garanties.

Les annexes du guide PIC/S pour la mise en œuvre des BPF font référence aux parties I et II, c'est-à-dire à la production d'un produit final à base de cannabis et à la production de l'ingrédient actif du cannabis. Toutes les annexes relatives aux BPF concernant les processus de production des médicaments sont applicables. Cela peut dépendre de la forme de dosage produite ou des caractéristiques spécifiques du processus. Les annexes sur les BPF qui sont pertinentes pour la production de tous les produits médicaux non stériles à base de cannabis sont :

- Annexe 7 - Production de plantes médicinales

- Annexe 8 - Prélèvement d'échantillons de matériaux avant la mise sur le marché et l'emballage

- Annexe 15 - Qualification et validation

- Annexe 19 - Exemplaires de référence

 - Annexe 9 - Production de liquides, de crèmes et de pommades : ne concerne que les médicaments à base de cannabis sous ces formes de dosage

- Annexe 11 - Systèmes informatisés : concerne uniquement les processus de fabrication utilisant des systèmes informatisés

- Annexe 13 - Production de médicaments d'essai : important pour les drogues

Il existe deux marchés pour les produits à base de cannabis, récréatif ou médicinal. Le marché récréatif offre aux consommateurs intéressés par la consommation de cannabis et de ses dérivés, la détente et le plaisir. Le marché médical, quant à lui, vise à traiter diverses affections allant de la douleur chronique, de l'anxiété, de l'insomnie, etc. à l'atténuation des effets secondaires de la chimiothérapie chez les cancéreux, en passant par le traitement de l'épilepsie, de la sclérose en plaques et du VIH. L'application du cannabis à des fins médicales implique que sa culture doit respecter des normes de qualité strictes, telles que les BPF (bonnes pratiques de fabrication) et les GACP (bonnes pratiques agricoles et collectives). Celles-ci représentent les exigences minimales pour les cultivateurs afin qu'ils créent des produits de haute qualité et homogènes qui adopteront plus tard l'autorité des agences responsables de l'octroi de licences pour la production et la vente de produits pharmaceutiques. Les exigences BPF concernent le traitement des produits, le nettoyage des équipements utilisés pour la production, l'emballage, l'assurance qualité, etc., tandis que les exigences GACP ajoutent spécifiquement des lignes directrices pour les pratiques culturales. Pour l'utilisateur final du produit, elles garantissent qu'il est fabriqué dans un environnement sûr, que le produit est toujours homogène, quel que soit le lot de production, et qu'il est essentiellement sûr à la consommation.

Le cannabis est considéré comme une drogue et doit donc se conformer aux mêmes réglementations que celles qui régissent l'industrie pharmaceutique, et la certification BPF/GACP en fait partie. Si elle n'est pas mise en œuvre, elle peut être la cause d'une vente perdue, c'est-à-dire qu'elle permet de différencier l'offre d'un produit fabriqué conformément aux normes GMP /

GACP et de le mettre sur le marché comme étant supérieur aux produits de cannabis non fabriqués selon les normes GMP.

Stratégie et approche pour l'application des normes GACP/GMP dans la culture et la production de cannabis à usage médical

La qualité continue des plantes médicinales/substances végétales issues du cannabis pourrait être assurée par la mise en place d'une GACP. La production, la transformation, le conditionnement et le stockage des principes pharmaceutiques actifs (API) ainsi que des plantes médicinales/substances à base de plantes s'appuient sur les normes BPF. La qualité des préparations à base de plantes dépend de la production et du traitement primaire des plantes médicinales/substances à base de plantes en tant qu'API. En raison de la complexité des plantes médicinales/substances à base de plantes cultivées naturellement et des techniques analytiques limitées pour déterminer les ingrédients par des méthodes chimiques et biologiques, la répétition de la qualité des matières initiales d'origine végétale dépend du système d'assurance qualité approprié pour la collecte et/ou la culture, la récolte et le traitement primaire.

La sécurité et la qualité des matières premières à base de plantes médicinales et des produits finis dépendent de facteurs qui peuvent être classés comme : facteurs essentiels (génétiques) ou externes (environnement et impact écologique, conditions climatiques, sol, irrigation et drainage, entretien et protection des plantes, méthodes de collecte, de culture, de récolte, de transport et de stockage).

Les GACP fournissent des normes supplémentaires pour la production et le traitement des plantes médicinales et des substances à base de cannabis, en mettant l'accent sur l'identification des étapes de production critiques nécessaires pour garantir la qualité et la sécurité requises pour la consommation.

La culture du cannabis à usage médical pourrait être réalisée dans des conditions extérieures - en plein air ou sous serre ou dans des conditions intérieures - en porte à porte. Lorsque la culture et la récolte du cannabis sont effectuées dans des conditions extérieures - en plein air ou en serre -, les matières végétales à usage médical dérivées du même type de cannabis peuvent présenter des différences significatives de qualité, c'est-à-dire d'aspect physique et de variations de composition, en fonction des conditions environnementales extérieures, y compris des variables écologiques et géographiques. Au contraire, les avantages de la production en porte à porte (Fig. 1) par rapport à la production dans des conditions extérieures sont nombreux : influence insignifiante de tous les facteurs naturels sur la qualité et le rendement quantitatif, contrôle maximum et automatique (24/7) sur toutes les conditions dans les locaux tels que : lumière UV, ventilation, température et humidité adéquates, arrosage contrôlé et nutrition des plantes ainsi que valeurs de pH contrôlées du substrat (Fig. 2), protection maximale et lutte contre les parasites (insectes, rongeurs, animaux et oiseaux) et protection maximale contre la poussière, les allergènes et autres particules (Ministère de la santé, du travail et des affaires sociales Ed. Yakuji Nippo, 1992-2001).

Assurance de la qualité

Les contrats écrits conclus entre les producteurs et les acheteurs de plantes médicinales/substances végétales dérivées du cannabis de qualité appropriée - teneur spécifiée en principe actif, propriétés macroscopiques et olfactives, valeurs limites pour la contamination microbienne, les résidus chimiques et les métaux lourds, etc. doivent être conformes aux spécifications régionales et/ou nationales reconnues (EMA, 2006).

Le respect des mesures d'assurance qualité doit être vérifié par des visites d'audit régulières dans les installations de collecte et de traitement par des représentants experts des fabricants et des acheteurs et par des inspections effectuées par les autorités réglementaires nationales et/ou locales.

Responsabilités du gestionnaire

Tous les cadres doivent comprendre pleinement leurs responsabilités pour assurer un environnement de travail sûr et sain et posséder les qualifications appropriées pour répondre aux exigences qui leur sont assignées. Ils devraient fournir un système documenté pour prouver que les procédures sont exécutées conformément aux lois et règlements régionaux et/ou nationaux, disposer d'un plan et d'un programme pour assurer la continuité des activités et la protection de l'environnement, assurer un système de gestion des risques, posséder un schéma organisationnel qui identifie tous les niveaux, les postes et les responsabilités.

Installations et locaux

Les installations et les locaux destinés à la culture et à la première transformation du cannabis doivent disposer d'une autorisation valable conformément à la législation nationale. Les vestiaires, les toilettes et les dispositifs pour se laver les mains doivent être propres, bien équipés et facilement accessibles pour les employés, mais aussi suffisamment éloignés des locaux de production (pour exclure toute contamination du produit). Les bâtiments utilisés pour traiter les herbes médicinales/les substances à base de cannabis collectées doivent être propres, bien ventilés, avec des fondations solides et ne jamais être utilisés pour le stockage du bétail. Ils doivent être protégés de manière adéquate contre les oiseaux, les insectes, les rongeurs et les animaux domestiques. Des mesures appropriées de lutte contre les parasites, telles que des appâts et des dispositifs électriques de destruction des insectes, doivent être mises en œuvre dans tous les entrepôts et sites de transformation, et être manipulées et entretenues par du personnel qualifié ou des parties contractantes. Le système de distribution de l'eau devrait partir d'une installation de stockage adéquate, faite de matériaux de haute qualité et dotée d'une protection chimique et/ou thermique adéquate contre la contamination.

Un éclairage naturel ou artificiel approprié doit être installé dans tout le bâtiment. Le cas échéant, l'éclairage ne doit pas changer de couleur et l'intensité ne doit pas être inférieure à 540 lux dans tous les lieux d'inspection, 220 lux dans les bureaux et 110 lux dans les autres zones. Le spectateur doit être de haute qualité, de sorte que les rendements et les profils de cannabinoïdes soient cohérents et que leur puissance lumineuse ne diminue pas rapidement et de manière spectaculaire, ce qui influencerait les rendements. La distribution de la longueur d'onde doit rester sans changement significatif pendant toute la durée de vie des lampes afin de fournir des rendements cohérents. Les lampes LED sont souvent placées très près des fleurs, ce qui constitue une excellente stratégie pour minimiser la perte de précieux photons. Les lampes placées dans les locaux de traitement doivent être faites de matériaux non toxiques, antibactériens, placés dans des cadres métalliques, qui doivent être insérés dans les panneaux de plafond, ce qui permet d'obtenir le même niveau que le plafond, ce qui donne une surface plane facile à entretenir et à nettoyer.

L'espace pour la culture/production de cannabis médical doit être divisé en plusieurs ensembles, logiquement, horizontalement, reliés par les processus (phases), les locaux : Locaux séparés (baby room) pour les clones (variétés) - les clones sont obtenus en sélectionnant et en coupant le sommet de la plante de cannabis (Cannabis *flos*) dans la phase Mère et chaque clone est planté dans un cube séparé ; Locaux séparés pour la phase Végétation (Fig. 3) ; Locaux séparés pour la phase Floraison ; Locaux séparés pour la phase Mère et Locaux séparés Quarantaine. Il est recommandé de stocker les plantes de cannabis médicinales/les substances à base de cannabis dans des emballages appropriés et dans des pièces faciles à nettoyer, sur des palettes, à une distance suffisante des murs et bien séparées des autres substances à base de plantes pour éviter toute contamination croisée (Johannes et Renato, 2019).

Le bâtiment doit être conçu pour :

- fournir un espace de travail et de stockage adéquat pour permettre une exécution satisfaisante de toutes les opérations ;

- permettre un fonctionnement efficace et hygiénique avec un flux régulé pendant la transformation, depuis l'arrivée des matières premières de plantes médicinales dans les locaux jusqu'à l'expédition des matières de plantes médicinales transformées ;

- permettre un contrôle adéquat de la température et de l'humidité ;

- permettre l'isolement des salles pour les processus susceptibles de provoquer une contamination croisée, notamment pour l'isolement des zones sales (séchage et broyage) des zones propres ;

- permettre le contrôle de l'accès aux différentes parties, le cas échéant ;

- permettre un nettoyage facile et adéquat et une surveillance adéquate de l'hygiène ;

- empêcher l'entrée de polluants environnementaux, tels que la fumée, la poussière, etc ;

- pour empêcher l'entrée et la reproduction de parasites ;

- le cas échéant, pour éviter que la lumière directe du soleil ne pénètre dans certaines zones médicales où sont manipulées des matières végétales

- L'espace doit être construit, conçu et équipé conformément aux normes BPF applicables et adapté à l'exécution efficace des opérations technologiques pharmaceutiques prévues. L'espace et la disposition des locaux sont souhaitables pour permettre le mouvement horizontal des matériaux, du personnel et des opérations. Les locaux de production devraient être construits en dur, traités en interne conformément aux exigences des BPF afin de garantir un entretien et un nettoyage faciles.

Équipement

Les équipements et les machines utilisés pour la culture et la transformation des plantes doivent être fabriqués avec des matériaux appropriés résistant aux produits chimiques et autres substances indésirables, régulièrement nettoyés, entretenus et calibrés et facilement accessibles. Les dispositifs des machines en contact direct avec les plantes médicinales/les substances de cannabis collectées doivent être nettoyés et désinfectés avant et après utilisation afin d'éviter toute contamination croisée par les résidus restants.

Les équipements utilisés pour la production de cannabis, tels que les tables, l'éclairage, les systèmes d'irrigation, les systèmes de chauffage, les conteneurs pour les produits collectés, etc :

- doit être fabriqué dans des matériaux qui peuvent résister à la désinfection par divers produits chimiques (acier inoxydable)

- ne doit pas comporter de parties pouvant facilement accumuler de la poussière, des agents pathogènes et d'autres substances susceptibles de contaminer le produit

- doivent avoir des parties mobiles telles que les engrenages de transmission, les chaînes mobiles et les ventilateurs fermés ou complètement couverts

- ne doit pas être constitué de matériaux susceptibles de libérer des particules

- doivent être fabriqués en matériaux non toxiques, résistants à la corrosion, non réactifs, non absorbants, résistants aux contraintes mécaniques et chimiques s'ils entrent en contact avec le produit. Toutes les machines doivent être fabriquées conformément aux règles BPF et toutes les surfaces en contact avec le produit doivent être en acier inoxydable 316L.

- idéalement, il devrait s'agir d'un équipement de haute qualité qui n'est pas susceptible de présenter des défauts (surfaces lisses, pas de fissures et facile à cntrctcnir)

Tous les équipements et accessoires doivent être conçus et construits de manière à éviter les écarts d'hygiène et à permettre un nettoyage et une désinfection faciles et complets. Dans la mesure du possible, ils devraient être disponibles pour une inspection visuelle. Les équipements fixes devraient être installés de manière à permettre un accès facile et un nettoyage approfondi.

Les conteneurs pour les matériaux inutilisables ou les déchets doivent être protégés contre les fuites, être en métal ou en un autre matériau imperméable approprié, être faciles à nettoyer ou à jeter et être solidement fermés.

Tous les réfrigérateurs doivent être équipés de jauges ou d'appareils d'enregistrement de la température.

Les équipements utilisés pour les déchets ou les matières végétales médicinales inutilisables doivent être identifiés et non utilisés pour les matières végétales médicinales utilisables.

Des registres de maintenance doivent être tenus pour toutes les machines. La validation et l'étalonnage des instruments doivent être effectués. De plus, des plans - programmes de calibrage et de maintenance des équipements sont établis et conservés dans des dossiers spéciaux. La qualification et la validation de l'équipement sont effectuées conformément aux recommandations de l'annexe 15 des lignes directrices de l'UE sur les BPF.

Système CVC
Le système CVC est constitué d'éléments individuels et, selon les locaux qu'il dessert, il contrôle les paramètres suivants :

- Alimentation en air

- Température et humidité

- Pression différentielle

- Nombre de changements d'air

- Niveau de recirculation de l'air

- Nombre de particules

La préparation de l'air qui entre dans l'espace propre, classe D, dans lequel se déroulent le traitement et le conditionnement primaire des produits à base de cannabis, comprend :

- Filtration de l'air avant l'entrée dans la chambre à air, filtre F5

- Filtration très efficace, filtre F9

- Filtration de l'air par un filtre HEPA absolu H13

- Filtrer l'air d'échappement à travers le filtre F4

En plus du filtrage pour assurer la classe de propreté D, il est réalisé par un flux d'air en cascade d'un espace de classe supérieure vers un espace de classe inférieure, empêchant ainsi l'air sale de contaminer l'air propre. Le flux d'air en cascade est obtenu par des surpressions en cascade.

Les conditions suivantes doivent être maintenues dans un espace propre de classe D :

- Température de 18 à 25 °C

- Humidité de 35 à 65% HR

- Différence de pression de 5 à 15Pa, différence en cascade

- Nombre de changements au moins 10

Le système CVC est contrôlé par un système de contrôle numérique SMART. Le système effectue un contrôle et une surveillance automatiques des conditions.

Système d'eau purifiée

La capacité du système d'eau purifiée doit être de 500 litres/heure. Le système est conçu et construit selon les exigences des BPF, ce qui permet à la qualité de l'eau purifiée produite de répondre aux exigences du Ph.Eur.

Le système d'eau purifiée est conforme aux exigences du Ph.Eur. et se compose de :

1. Pré-filtration

2. Adoucissement de l'eau

3. Filtration sur charbon actif

4. Ajuster la valeur du pH

5. Filtration sûre

6. Stérilisation par UV

7. Électrodéionisation (EDI)

8. Stockage

9. Système d'osmose inverse

10. Stockage et distribution de l'eau

L'eau est filtrée par un filtre 0,2 μm avant d'être stockée dans le réservoir.

Système de contrôle d'accès

Le personnel travaillant sur le cannabis doit disposer d'un système de contrôle d'accès intégré. L'accès aux différentes parties des usines de production est limité, c'est-à-dire que l'accès n'est autorisé qu'aux personnes autorisées. Le système est généralement basé sur des cartes et des lecteurs de cartes.

Le système de sécurité comprend généralement une sécurité physique et technique (surveillance) 24 heures sur 24 qui empêche l'accès illégal et les abus, étant donné la nature des matériaux et des processus qui ont lieu.

Les enregistrements de la vidéosurveillance sont correctement archivés et stockés.

L'entrée et la sortie des personnes extérieures sont contrôlées par les procédures opérationnelles standard.

Lutte contre les parasites

L'ensemble du complexe devrait être doté d'un système de lutte contre les parasites comprenant des appâts pour rongeurs contrôlés par une entreprise agréée DDT et des barrières contre les insectes rampants et volants.

Personnel et formation

Les protocoles de culture et de traitement de chaque lot de plantes médicinales/substances à base de cannabis doivent être certifiés par un agronome et un pharmacien diplômés et doivent être conservés pendant au moins dix ans. Un numéro de lot doit être attribué sur l'étiquette du produit. Le personnel doit recevoir une formation botanique appropriée sur les plantes de cannabis. Cela comprend l'identification des espèces collectées et des espèces botaniquement apparentées et/ou morphologiquement similaires, ainsi que l'indication de l'utilisation de matériel frais, séché ou traité de manière traditionnelle, afin d'éviter tout risque pour la santé publique, et la connaissance des techniques de récolte, du meilleur moment pour la récolte et de l'importance de la transformation primaire pour obtenir la meilleure qualité garantie possible (Fig. 4). Toutes les personnes impliquées dans la culture doivent être formées à l'utilisation appropriée des herbicides et des pesticides, également. Les composants actifs et caractéristiques doivent être spécifiés et des limites de teneur doivent être définies. Les matières étrangères, les impuretés et la teneur microbienne doivent être définies ou limitées (OMS, 1996).

Il ne doit pas être permis de fumer et de manger dans les zones de traitement du cannabis médicinal. Le personnel impliqué dans la production de matières premières de cannabis médicinal doit s'abstenir de tout comportement susceptible d'entraîner une contamination de la matière, par exemple cracher, éternuer ou tousser à travers une matière non protégée.

Les articles personnels tels que les bijoux, les montres ou d'autres articles ne doivent pas être portés dans les zones où des matières issues de plantes médicinales sont manipulées en raison d'une menace pour la sécurité ou la qualité de ces matières.

Les employés du secteur manufacturier doivent être correctement informés des tâches qu'ils accomplissent et formés aux besoins des BPF. Le nombre de personnes en interaction avec le produit doit être réduit au minimum, leur performance doit être revue périodiquement et un registre de toutes les formations nécessaires doit être tenu.

Les visiteurs des zones de culture et de transformation doivent porter des vêtements de protection appropriés et respecter toutes les dispositions d'hygiène personnelle mentionnées ci-dessus.

Hygiène

Toutes les procédures de culture et de transformation primaire doivent être pleinement conformes aux directives régionales et/ou nationales sur l'hygiène alimentaire et l'hygiène du personnel. Le personnel devrait être tenu d'avoir un niveau élevé d'hygiène personnelle et de recevoir une formation appropriée en ce qui concerne ses responsabilités en matière d'hygiène. Le personnel doit porter des vêtements de protection appropriés. Les personnes infectées par des maladies infectieuses connues qui sont transmises par les aliments et les personnes présentant des plaies ouvertes, des inflammations et des infections cutanées doivent être éloignées des endroits où elles entreraient en contact avec des plantes médicinales / substances végétales du cannabis conformément aux réglementations régionales et/ou nationales.

Nettoyage et assainissement des locaux de production

Un programme d'assainissement devrait être élaboré et accessible à tous les employés impliqués dans la manipulation des produits. Le programme d'assainissement met l'accent sur la fréquence et la méthodologie du nettoyage et fait partie des POS (procédures opérationnelles standard). Le nettoyage doit permettre de désinfecter les zones de production et les équipements. Tous les résidus d'agents de nettoyage doivent être complètement éliminés et des registres d'assainissement doivent être tenus, qui peuvent clairement démontrer les pratiques sanitaires de culture.

Le maintien de l'hygiène dans les locaux de production et dans tous les locaux annexes est une partie très importante de la mise en œuvre du système de qualité. Le terme "hygiène" comprend toutes les procédures et activités qui assurent l'hygiène du personnel, des équipements, des locaux de production et des locaux annexes afin de prévenir toute contamination des produits, qu'elle soit mécanique, chimique ou microbiologique, et d'assurer en même temps la protection des employés et de l'environnement contre les effets nocifs éventuels de certains agents libérés pendant la production.

Dans le processus de nettoyage, différents moyens sont utilisés en fonction de ce qui est nettoyé, de ce qui est nettoyé, des caractéristiques du matériau, de la manière dont il est appliqué pour le nettoyage.

Le nettoyage se fait à l'eau chaude et froide, avec des agents agréés pour la fabrication de produits pharmaceutiques, aux spécifications et caractéristiques définies et/ou à l'éthanol à 70 %, et le rinçage à l'eau purifiée.

Les moyens approuvés sont énumérés et décrits dans les procédures de nettoyage ainsi que dans les instructions de nettoyage de chaque équipement individuel. Les moyens utilisés pour la désinfection sont également définis et répertoriés.

Documentation

Pour les plantes médicinales cultivées/substances à base de cannabis, tous les processus doivent être documentés, y compris le lieu, le nom de l'agronome et du pharmacien responsables, les conditions de culture standard, le type de plantes médicinales/substances à base de cannabis, la quantité et la date de récolte (y compris le moment de la récolte), ainsi que les produits chimiques et autres substances utilisées pendant la production, tels que : engrais, pesticides, herbicides et promoteurs de croissance. L'emplacement géographique des sites de collecte et la période de récolte doivent être décrits aussi précisément que possible. Des contrôles internes de tous les registres doivent être effectués une fois par an. Les numéros de lot des plantes de cannabis à usage médical doivent être sans ambiguïté et liés sans équivoque à leur origine. Par conséquent, un étiquetage approprié de la livraison des lots est nécessaire. Des plans et des rapports annuels doivent être établis pour l'entretien et le calibrage des équipements utilisés dans le processus de production. Les rapports d'analyse des sols doivent être conservés dans un endroit accessible et à portée de main. Les enregistrements des rapports d'audit interne doivent être conservés pendant au moins 10 ans. Des procédures d'exploitation standard doivent être adoptées et documentées. Tous les processus et procédures impliqués dans la production de matières premières de plantes médicinales et les dates auxquelles ils sont réalisés doivent être documentés. Les types d'informations à collecter sont notamment les suivants

- les semences et autres matériels de multiplication

- reproduction

- un lieu de culture ou de cueillette

- rotation des cultures de sites

- élevage

- l'application d'engrais, de régulateurs de croissance, de pesticides et d'herbicides

- Circonstances inhabituelles pouvant affecter la qualité (y compris la composition chimique) des matières premières des plantes médicinales (par exemple, conditions climatiques extrêmes, exposition à des substances dangereuses et à d'autres contaminants ou parasites)

- récolte

- traitement

- stockage

- l'application d'agents désinfectants.

Plusieurs ensembles de bons spécimens d'herbiers doivent être préparés et conservés pour confirmer l'identité des plantes et l'utilisation de référence. Un enregistrement photographique (y compris des films, des vidéos ou des images numériques) du lieu de culture ou de collecte et des plantes médicinales cultivées ou collectées doit être réalisé dans la mesure du possible.

Tous les accords entre le fabricant ou le collecteur, l'unité centrale et l'acheteur, ainsi que les accords de propriété intellectuelle et d'attribution doivent être enregistrés.

Les numéros de lot doivent identifier sans ambiguïté et clairement tous les lots de chaque zone de culture ou de collecte. L'attribution des numéros de lot doit avoir lieu à un stade précoce de la production. Les plantes médicinales collectées et cultivées doivent porter des numéros de lot différents.

Semences et matériel de multiplication

Les semences doivent provenir d'une plante médicinale précisément identifiée en termes de rendement, d'espèce, de variété/culture/chémotype et d'origine et doivent être contrôlées. Les parties coupées des plantes femelles de cannabis qui peuvent être utilisées comme matériel de plantation pour la production de cannabis, également. Le matériel de départ doit être contrôlé sur les parasites et les maladies afin de permettre une croissance saine de la plante.

Identification des plantes médicinales de cannabis

Le cas échéant, l'espèce ou la variété botanique sélectionnée pour la culture doit être la même que celle qui figure dans la pharmacopée nationale ou qui est recommandée par d'autres documents nationaux faisant autorité dans le pays utilisateur final. En l'absence de tels documents nationaux, le choix des espèces ou des variétés botaniques figurant dans la pharmacopée ou d'autres documents faisant autorité dans d'autres pays doit être envisagé. Dans le cas de plantes médicinales nouvellement introduites, l'espèce ou la variété botanique sélectionnée pour la culture doit être identifiée et documentée comme étant le matériel de base utilisé ou décrit dans la médecine traditionnelle du pays d'origine.

L'identité botanique - nom scientifique (genre, espèce, sous-espèce / variété, auteur et famille) - de chaque plante médicinale cultivée doit être vérifiée et enregistrée. Si possible, les noms locaux et anglais doivent également être indiqués. D'autres informations pertinentes, telles que le nom de la variété, l'écotype, le chémotype ou le phénotype, peuvent également être fournies.

Pour les variétés disponibles dans le commerce, le nom de la variété et du fournisseur doivent être fournis. Dans le cas de la collecte, de la propagation et de la distribution dans une région particulière, les registres doivent être conservés sur une ligne portant un nom local, y compris l'origine de la semence, de la plante ou du matériel de propagation.

Culture

Les principes d'une bonne culture doivent être suivis, y compris le :

- l'environnement et le climat (la durée du jour et la durée de l'ensoleillement, l'approvisionnement en eau et la température) ;

- le sol et sa fertilité (des quantités suffisantes de nutriments, de matière organique et d'autres éléments pour assurer une croissance et une qualité optimales des plantes médicinales, les conditions optimales du sol, y compris le type de sol, le drainage, la rétention d'humidité, la fertilité et le pH, dépendent des types de cannabis sélectionnés) ;

- l'application d'engrais (souvent nécessaire pour obtenir de grands rendements de plantes médicinales, mais il est nécessaire de connaître les types et les quantités exactes d'engrais utilisés) ;

- l'irrigation (doit être contrôlée et mise en œuvre en fonction du type et de la sous-espèce de cannabis à usage médical et de la phase de croissance du cannabis. L'eau utilisée pour l'irrigation doit être conforme aux normes de qualité régionales/nationales et ne doit pas être contaminée par des matières fécales, des métaux lourds, des pesticides ou des substances toxicologiquement dangereuses. Les plantes doivent être rejetées dans leurs racines et couvertes par temps de pluie ou d'humidité) ;

- Entretien et protection des plantes (peut inclure l'utilisation de pesticides et d'herbicides approuvés, mais uniquement de manière approuvée, conformément au mode d'emploi et aux exigences réglementaires. Seul le personnel qualifié utilisant du matériel approuvé doit effectuer les applications de pesticides et d'herbicides qui doivent être documentées). Les facteurs les plus importants à chaque étape du processus de culture/production du cannabis sont Taille de chaque pièce (10-50 ^{m2}), température (18-25 °C), engrais (macro et micro-éléments, plusieurs fois par jour), protection des plantes (larvicides, sels de potassium d'acides gras, peroxyde d'hydrogène, algues, fumigation), taille des cubes (variable), nombre de cubes/m² (variable), éclairage (hauteur du luminaire) - jusqu'à 100 cm, type de lumières (LED ou UV), ombrage et mode d'ombrage (12-18 heures d'éclairage), induction de la floraison, heure de la récolte, heure et température du séchage (pas plus de 60 °C, plusieurs jours), ventilation du système CVC (au moins 10 changements par heure), pH (5-6), arrosage (plusieurs fois par jour), conditions d'hygiène (hygiène personnelle, hygiène de l'espace, des systèmes et des outils).

Récolte

Il convient de déterminer le meilleur moment pour la récolte des plantes médicinales et des substances à base de cannabis. Les plantes ou parties de plantes endommagées doivent être enlevées. Si la récolte se fait dans des conditions humides et à des niveaux d'humidité élevés qui favorisent la fermentation microbienne et les moisissures, des mesures supplémentaires doivent être prises pour éliminer les éventuels effets néfastes sur les plantes médicinales/substances à base de cannabis. Les plantes médicinales/substances à base de cannabis récoltées doivent être transportées immédiatement dans des conditions sèches et propres (sacs, paniers ou boîtes ou autres conteneurs bien fermés) afin d'éviter toute dégradation thermique, puis transportées vers l'installation de traitement.

Lors de la récolte, il faut veiller à ne pas mélanger avec d'autres espèces de plantes ou différentes variétés de cannabis et/ou à ne pas mélanger les herbes médicinales/cannabis collectés avec des mauvaises herbes toxiques. Tous les conteneurs utilisés pendant la récolte ne doivent pas être contaminés par la récolte précédente. Les conteneurs doivent être stockés dans des conditions sèches, à l'abri des parasites. Si des conteneurs en plastique sont utilisés, une attention particulière doit être accordée à l'éventuelle rétention d'humidité qui peut entraîner la croissance de moisissures. Les plantes médicinales/substances à base de cannabis récoltées ne doivent pas être compactées ou endommagées mécaniquement (les sacs ne doivent pas être surchargés ou stockés dans des conteneurs trop hauts). Elles peuvent être placées dans des paniers propres, des sacs secs, des remorques, des bunkers ou d'autres conteneurs bien fermés et transportées vers un point de transport central vers l'installation de traitement. Lorsque les conteneurs ne sont pas utilisés, ils doivent être stockés dans un endroit sec, dans une zone protégée des insectes, des rongeurs et autres nuisibles.

Toutes les mesures de lutte contre les parasites doivent être documentées.

Les plantes médicinales doivent être récoltées à la saison ou à la période optimale pour assurer la production de matières premières de plantes médicinales et pour compléter des produits à base de plantes de la meilleure qualité possible. Le temps de récolte dépend de la partie de la plante (fleur) à utiliser. Des informations détaillées sur le moment approprié de la récolte sont souvent disponibles dans les pharmacopées nationales, les normes publiées, les monographies officielles et les principaux ouvrages de référence. Toutefois, il est bien connu que la concentration des ingrédients biologiquement actifs varie en fonction du stade de croissance et de développement de la plante. Le meilleur moment pour la récolte (saison de qualité / moment de la journée) doit être déterminé par la qualité et la quantité des ingrédients biologiquement actifs, et non par le rendement végétatif total des parties de plantes médicinales cibles. Pendant la récolte, il faut veiller à ne pas mélanger des substances étrangères, des mauvaises herbes ou des plantes toxiques avec les matières végétales médicinales collectées.

Les machines et les dispositifs de coupe doivent être maintenus propres et réglés de manière à réduire les dommages et la contamination par le sol et d'autres matériaux. Ils doivent être stockés dans un endroit sec et non pollué.

Seuls des systèmes de collecte non destructifs et respectueux de l'environnement doivent être utilisés. Ils varieront grandement d'une espèce à l'autre.

Lors de la collecte, il faut s'efforcer d'éliminer les parties de la plante qui ne sont pas nécessaires et les substances étrangères. Les matières de plantes médicinales décomposées doivent être enlevées.

Traitement

Après la collecte, les matières premières des plantes médicinales peuvent être soumises à un prétraitement approprié, comprenant l'élimination des matières indésirables et des contaminants, le lavage (pour éliminer les sols excédentaires), le tri et la coupe. Les matières de plantes médicinales collectées doivent être protégées des insectes, des rongeurs et autres nuisibles.

Si le site de collecte est éloigné des installations de transformation, il peut être nécessaire de sécher la matière première des plantes médicinales avant de la transporter.

Si plus d'une partie médicinale de la plante doit être collectée, les différentes espèces végétales ou matières végétales doivent être collectées séparément et transportées dans des conteneurs distincts.

Les outils de collecte, tels que la machette, les ciseaux, les scies et les outils mécaniques, doivent être maintenus propres et en bon état. Les parties qui entrent en contact direct avec les plantes médicinales collectées doivent être exemptes de tout excès d'huile et de toute autre contamination.

Aspects techniques communs des bonnes pratiques agricoles pour les plantes médicinales et des bonnes pratiques de collecte des plantes médicinales :

1. Traitement post-récolte

2. Inspection et triage

Les matières premières des plantes médicinales doivent être contrôlées et triées avant la première transformation. L'inspection peut comprendre :

- l'inspection visuelle pour détecter toute contamination croisée avec des plantes médicinales non ciblées et/ou des parties de plantes ;

- un examen visuel pour détecter les matières étrangères ;

  Évaluation organoleptique, telle que : l'apparence, les dommages, la taille, la couleur, l'odeur et éventuellement le goût.

3. Transformation primaire

Les mesures de première transformation appropriées dépendent des matériaux individuels. Ces processus doivent être réalisés conformément aux normes, réglementations et standards de qualité nationaux et/ou régionaux. Les procédures opérationnelles standard doivent être suivies autant que possible. Si des modifications sont apportées, elles doivent être justifiées par des données d'essai appropriées montrant que la qualité de la drogue n'a pas été réduite.

Les matières premières de plantes médicinales collectées doivent être déchargées et déballées dès leur arrivée à l'installation de traitement. Avant la transformation, les matières premières de plantes médicinales doivent être protégées de la pluie, de l'humidité et d'autres conditions de détérioration. Les matières premières de plantes médicinales ne doivent être exposées à la lumière directe du soleil que lorsque cette méthode de séchage est spécifiquement nécessaire.

Les matières végétales médicinales devant être utilisées à l'état frais doivent être collectées et livrées dès que possible à l'installation de transformation afin d'éviter la fermentation microbienne et la dégradation thermique. Les matières peuvent être stockées dans des réfrigérateurs, des pots, des bacs à sable ou en utilisant des mesures enzymatiques et d'autres mesures de stockage appropriées immédiatement après la récolte/la collecte et pendant le transport vers l'utilisateur final. L'utilisation d'agents de conservation doit être évitée. S'ils sont utilisés, ils doivent être conformes aux réglementations nationales et/ou régionales applicables aux producteurs/collecteurs et aux utilisateurs finaux.

Toutes les matières premières des plantes médicinales doivent être inspectées au cours de la phase de transformation primaire de la production, et tous les produits inférieurs aux normes ou les matières étrangères doivent être éliminés mécaniquement ou manuellement. Par exemple, les matières de plantes médicinales séchées doivent être inspectées, coupées ou contrôlées pour enlever les matières décolorées, moisies ou endommagées, ainsi que la terre, les pierres et autres matières étrangères. Les dispositifs mécaniques tels que les tamis doivent être régulièrement nettoyés et entretenus.

Toutes les matières végétales médicinales transformées doivent être protégées de la contamination.

Séchage

Lors de la préparation de matières de plantes médicinales pour une utilisation sous forme sèche, la teneur en humidité de la matière doit être maintenue aussi basse que possible afin de réduire les dommages causés par les moisissures et autres contaminants microbiologiques. Des informations sur la teneur en humidité appropriée de certaines matières de plantes médicinales peuvent être disponibles dans la Pharmacopée.

Les plantes médicinales peuvent être séchées de plusieurs façons : à l'extérieur (à l'ombre, sous la lumière directe du soleil) ou dans des séchoirs / pièces et des séchoirs solaires ; par feu indirect ; par cuisson ; par lyophilisation ; par micro-ondes ; ou par des appareils à infrarouge. Dans la mesure du possible, la température et l'humidité doivent être contrôlées pour éviter d'endommager les substances chimiques actives. La méthode et la température utilisées pour le séchage peuvent affecter de manière significative la qualité des matières végétales médicinales obtenues. Par exemple, des températures plus basses doivent être utilisées pour les matières de plantes médicinales contenant des substances volatiles. Les conditions de séchage doivent être enregistrées.

Dans le cas d'un séchage naturel en plein air, les matières végétales médicinales doivent être étalées en fines couches sur des cadres de séchage et être mélangées ou filées fréquemment. Afin d'assurer une bonne circulation de l'air, les cadres de séchage doivent être placés à une hauteur suffisante au-dessus du sol. Des efforts doivent être faits pour obtenir un séchage uniforme des matières de plantes médicinales et pour éviter la formation de moisissures.

Pour le séchage à l'intérieur, la durée de séchage, la température de séchage, l'humidité et d'autres conditions doivent être déterminées sur la base de la partie de la plante (fleur) affectée et de tous les ingrédients naturels volatils, tels que les huiles essentielles. Les températures doivent être maintenues en dessous de 60°C. Si d'autres sources de chaleur sont utilisées, le contact entre ces matériaux, la fumée et le matériel de la plante médicinale doit être évité.

Traitement spécifique

Certaines matières végétales médicinales nécessitent un traitement spécifique pour : améliorer la pureté de la partie de la plante utilisée ; réduire le temps de séchage ; prévenir les dommages causés par les moisissures, les autres micro-organismes et les insectes ; détoxifier les ingrédients toxiques indigènes ; et améliorer l'efficacité thérapeutique. Les pratiques de traitement spécifiques courantes comprennent la présélection, l'enracinement des rhizomes, l'ébullition dans l'eau, la cuisson à la vapeur, le trempage, la marinade, la distillation, la désinfection, la cuisson au four, la fermentation naturelle, le traitement à la chaux et le hachage. Les procédures de transformation impliquant la formation de certaines formes, y compris un séchage spécial, peuvent également affecter la qualité des matières premières des plantes médicinales.

Les traitements antimicrobiens des matières de plantes médicinales (brutes ou transformées) par diverses méthodes, y compris la radiation, doivent être déclarés et les matières doivent être étiquetées comme il se doit. Seul un personnel correctement formé utilisant un équipement approuvé doit effectuer ces applications et celles-ci doivent être réalisées conformément aux procédures opérationnelles standard et aux réglementations nationales et/ou régionales du pays de fabrication/collecteur et du pays de l'utilisateur final. Les limites maximales de résidus doivent être respectées, comme le prévoient les autorités nationales et/ou régionales.

Processus de production

Procédures d'approbation du déroulement du processus pour toutes les opérations de production et de conditionnement.

L'identité des matériaux dans la phase de traitement est confirmée par la signature du matériau et par un document de sortie de l'entrepôt - bon de livraison. Les poids des matières premières sont vérifiés sur une balance et inscrits dans les listes de production - protocoles de production. Le pesage est effectué sur des balances calibrées. Le calibrage quotidien de la balance et les mesures des matières premières sont traités conformément aux instructions définies dans le registre de production du protocole de production d'un produit spécifique.

Les activités du processus de production se déroulent selon le déroulement du processus pour chaque produit qui est donné dans le protocole de production. Il contient également les étapes et les moyens de mettre en œuvre le processus.

Les matériaux ne sortent de l'entrepôt qu'accompagnés d'un document écrit exigé par le service de production, qui est un document contrôlé et approuvé par le directeur du service d'assurance qualité.

Une personne qualifiée du service d'assurance qualité contrôle le processus et tous les résultats des mesures.

Toutes les activités de production sont conçues et réalisées sur la base d'un plan de qualité de production documenté et clairement décrit.

Chaque processus de production a ses propres points de processus qui décrivent les détails du processus, les PONs connexes ou utilisés, l'équipement et les installations de production dans lesquelles le processus a lieu. Le processus comporte également des points critiques qui expliquent les détails critiques et la mise en œuvre des contrôles et des vérifications par la personne responsable et selon les critères d'acceptation fixés par le service de contrôle de la qualité.

Contrôle des processus

Le contrôle du processus en cours est effectué selon la fréquence et les procédures définies dans les protocoles de production / dossiers de lot qui sont spécifiques à chaque produit. Les contrôles de processus sont effectués par le service de production et le service d'assurance qualité, indépendamment l'un de l'autre, à des intervalles définis.

Le service de contrôle de la qualité est chargé de tester et de mettre en circulation un lot de produits. Le contrôle est effectué dans le processus de production conformément au plan et à la procédure prescrits pour chaque produit, qui figurent dans le dossier technique du produit concerné.

Produits finis

Les produits semi-finis sont analysés et approuvés par le contrôle de qualité avant le processus d'emballage.

Le produit fini est transféré dans la zone QUARANTAINE. Les produits sont libérés pour la livraison après l'achèvement de l'analyse du produit fini et l'examen des documents de série et des rapports d'analyse par l'assurance qualité et la vérification finale par la personne chargée de la mise sur le marché du produit. Les produits libérés sont stockés dans un entrepôt spécialement conçu à cet effet.

L'échantillonnage est effectué par des techniciens formés selon la procédure approuvée. Les conteneurs dans lesquels les échantillons ont été prélevés pour analyse sont marqués d'une signature jaune "Quarantaine" et d'un échantillon / prélèvement marqué sur la signature. La signature indique le nom du matériel, le numéro de série du fournisseur, le numéro du rapport d'analyse, la date de fabrication, la date d'expiration du produit et la date du nouveau test. Les échantillons sont analysés conformément aux spécifications approuvées. Si l'échantillon est conforme aux spécifications approuvées, une signature verte "APPROUVÉ" est apposée à côté de la signature jaune, et une étiquette rouge "REJETÉ" est apposée sur les conteneurs s'ils ne sont pas conformes aux spécifications.

Les matériaux approuvés sont transférés de la section de quarantaine à la section de la zone approuvée, et les matériaux rejetés sont déplacés vers une zone sécurisée pour les matériaux rejetés.

Validation du processus

La validation est effectuée par l'équipe de validation, dont les membres sont des représentants de chaque département, c'est-à-dire

- Département Contrôle de la qualité / Assurance de la qualité

- Département Production

- Département Recherche et Développement

- Département de la maintenance

Pour organiser l'activité du programme de validation, l'équipe de validation conçoit un plan directeur de validation (Validation Master Plan) qui sert de guide pour la mise en œuvre de la validation.

Le protocole de validation du processus contient au moins les informations suivantes :

- Objet de la validation

- Description du processus de production (diagramme du flux de production)

- La principale formule de production

- Liste des équipements d'occasion

- Détails des composants actifs

- Programme de test

- Analyse des étapes critiques du processus de production

- Paramètres critiques du processus

- Type de plan de test (où, quand et combien d'échantillons)

- Critères d'éligibilité

- Demande de revalidation

- Personnes chargées d'effectuer la validation

Un lot de produit valide est mis en vente, s'il est fourni :

1. Le produit est conforme à toutes les spécifications préétablies (contrôle du processus, produit intermédiaire, produit fini)

2. Les produits sont fabriqués selon une formule et un processus définis.

3. Il n'y a aucune preuve de déviation.

4. L'examen des registres de production des lots, des rapports d'analyse, des rapports de validation, des conditions environnementales ne révèle aucun écart par rapport aux normes définies.

5. Les lots sont stockés pour les études de stabilité et au moins 3 mois se sont écoulés depuis les études de stabilité accélérées - les données sont satisfaisantes.

Gestion des déchets

Les déchets et l'évaluation du risque de pollution, l'élimination des matériaux et des produits chimiques nocifs doivent être documentés. La mise en œuvre d'un plan écrit pour la réduction des déchets et la dislocation appropriée à l'extérieur de l'installation est requise. Les déchets doivent être conservés de manière à ne pas contaminer la croissance et l'environnement du cannabis. Si les déchets sont collectés dans des sacs, ils doivent être stockés dans des conteneurs avec une possibilité de verrouillage et être stockés immédiatement.

Les déchets issus du processus de production sont éliminés conformément à la procédure d'enregistrement et d'élimination des déchets médicaux conformément à la loi sur les stupéfiants.

Transformation primaire des BPF Produit final - Cannabis flos *100g en vrac dans des sacs en aluminium*

Le traitement primaire des matières premières de la plante de cannabis à usage médical comprend le lavage, le parage, la congélation, le séchage, le durcissement, etc. Ils doivent être conformes aux réglementations régionales et/ou nationales et doivent être mis en œuvre dès que possible après la récolte. À l'arrivée des plantes médicinales/des substances à base de plantes collectées du cannabis dans l'installation de traitement, elles doivent être déchargées immédiatement et déballées. Il est recommandé de procéder à un séchage uniforme des plantes médicinales/substances végétales provenant du cannabis et d'éviter ainsi la création de moisissures. Les conditions de séchage, telles que la température, la durée, la circulation de l'air, etc. doivent être sélectives en raison de la nature des ingrédients actifs et enregistrées en détail. Tous les matériaux doivent être contrôlés afin d'obtenir un produit de qualité standard.

Recommandations spéciales pour la production de Cannabis flos *utilisé pour obtenir une substance végétale standardisée*

Si le *Cannabis flos* est destiné à la phytothérapie standardisée, le cannabis doit être cultivé dans des conditions telles que la teneur des composants actifs sera constante. La teneur des principaux cannabinoïdes, qui comprennent le Δ-9-tétrahydrocannabinol (Δ-9-THC) et le cannabidiol (CBD), doit être déterminée quantitativement. Lors du séchage, il faut au moins normaliser les paramètres suivants : humidité atmosphérique, température, ventilation et temps de séchage.

Emballage

Les *flos de cannabis à* usage médical doivent être emballés dans des sacs et/ou des boîtes propres et secs, de préférence neufs, en aluminium étiqueté avec des étiquettes claires, fixées de manière permanente et faites de matériaux non toxiques. Les informations doivent être conformes aux réglementations régionales et/ou nationales en matière d'étiquetage. Les matériaux d'emballage qui ont déjà été utilisés et qui sont destinés à être réutilisés doivent être propres et secs pour éviter toute contamination lors de la réutilisation.

Stockage et distribution

Les *flos de cannabis* séchés et emballés doivent être stockés dans des endroits secs et bien ventilés où les températures quotidiennes sont contrôlées et où l'air circule bien. Les produits frais doivent être stockés à une température de 1 à 5 °C, tandis que les produits congelés doivent être stockés à une température inférieure à -18 °C (ou inférieure à -20 °C lorsqu'ils sont destinés à un stockage de longue durée). Dans ce cas de transport en vrac, il est important de prévoir des conditions sèches et de réduire le risque de production ou de fermentation de moisissures et il est recommandé d'utiliser des conteneurs de transport ouverts avec une circulation d'air suffisante. Pour la fumigation des entrepôts, seules les substances autorisées par les dispositions régionales et/ou nationales peuvent être utilisées.

Les transports utilisés pour acheminer les matières de plantes médicinales du lieu de production au stockage en vue de leur transformation doivent être dédouanés entre les chargements.

Chaque fois que cela est nécessaire et dans la mesure du possible, les matières végétales médicinales fraîches doivent être stockées à des températures basses appropriées, idéalement entre 2 et 8 °C ; les produits congelés doivent être stockés à une température inférieure à -20 °C.

La fumigation antiparasitaire ne doit être effectuée qu'en cas de nécessité et doit être réalisée par un personnel agréé ou formé. Seuls des agents chimiques enregistrés et autorisés par les autorités réglementaires du pays d'origine et des pays d'utilisation finale doivent être utilisés. Tous les désinfectants, agents désinfectants et dates d'application doivent être documentés. Lorsque de la vapeur gelée ou saturée est utilisée pour la lutte contre les parasites, la teneur en humidité des matériaux doit être vérifiée après le traitement.

Un stockage plus sûr du matériel

Les installations dans lesquelles le cannabis est cultivé, traité, conditionné et stocké doivent être bien sécurisées. Cela signifie qu'il doit y avoir une sécurité physique, une surveillance et un accès autorisé dans l'installation uniquement aux personnes autorisées. Les employés impliqués dans le processus de stockage du cannabis doivent être autorisés par l'employeur à exercer cette activité.

Examen du produit - enquête

Le fabricant dispose d'un système de traçabilité documenté, d'un plan de retrait, d'un test de retrait et d'une procédure standard pour gérer les plaintes et les enregistrer.

Procédures et instructions relatives aux plaintes

Les procédures de traitement des plaintes décrivent les points suivants :

- Réception de la plainte et son évaluation, nature de la plainte et coordonnées du demandeur.

- Les plaintes sont classées par l'unité d'assurance qualité selon la norme de classification. Si le type de plainte doit être redéfini dans le processus de contrôle ou transféré à un autre processus d'enquête, l'approbation de l'AQ est nécessaire.

- Classification : allégations médicales, allégations de qualité, allégations douteuses de contrefaçon, et autres.

- Enregistrez les informations disponibles sur le produit faisant l'objet de la plainte, le numéro de lot et les détails évalués et confirmés.

- Comparaison du produit annoncé avec l'échantillon retenu du produit, avec analyse parallèle dans un laboratoire de contrôle de qualité.

- Examen des dossiers de lot pour les détails de production et de conditionnement, ainsi que du certificat de qualité initial.

- Identifier les raisons de la plainte et préparer un rapport pour informer le service marketing.

- Prendre des mesures correctives en fonction de la nature de la plainte.

- Enregistrez complètement les recherches et les activités entreprises dans le dossier de plainte conservé au service d'assurance qualité.

- Les plaintes relatives au marché sont reçues par le responsable de l'assurance qualité, puis enregistrées conformément à la procédure basée sur les procédures opératoires normalisées.

Manipulation des matériaux et produits rejetés

Des procédures de contrôle des produits non conformes sont élaborées et approuvées, couvrant les matières premières, les matériaux d'emballage, les produits intermédiaires, les produits semi-finis et les produits finis.

Si une matière première, un produit intermédiaire ou un produit fini ne convient pas, il est séparé dans une partie distincte de l'espace d'entreposage et marqué d'une signature appropriée. Il est ensuite signalé au responsable de l'assurance qualité, qui enquête sur le problème.

La question concerne l'équipe d'action technique de l'entreprise.

La mesure corrective peut être :

(1) Refus ou

(2) Traitement pour le respect du cahier des charges.

L'aide du service de formulation et de développement est nécessaire pour assurer une procédure de traitement. Les lots sont retravaillés et conservés jusqu'à ce que des études sur la stabilité des lots aient été menées.

Les détails des produits non conformes et des mesures correctives prises sont enregistrés et des registres précis sont tenus.

BPL - Contrôle de qualité - Tests de laboratoire.

Tous les tests de laboratoire doivent être effectués dans des laboratoires accrédités selon la norme ISO 17025 ou par des autorités nationales autorisées. Tous les résultats de laboratoire doivent être conservés pendant au moins deux ans. Chaque lot doit être analysé. Selon la spécification, l'apparence est brunâtre - fleurs groupées vertes de 1,5-3 cm avec une odeur caractéristique, correspond microscopiquement à une monographie microscopique principalement avec le trachome, identification des ingrédients actifs : THC, CBD, CBN, pesticides - GC+LC, tests microbiologiques, nombre total de micro-organismes, moisissures et levures, *Escherichia.Coli, Streptococcus aureus, Salmonella,* Pseudomonas, Pb, Hg, As, Ni, Zn., Aflatoxine-B1, Total -Aflatoxines (B1, B2, G1, G2).

Le contrôle de la qualité couvre la partie qui se réfère à l'échantillonnage, à la préparation des spécifications, aux tests, ainsi qu'à l'organisation, la documentation et la prescription des procédures de test, qui assure la mise en œuvre de tous les processus nécessaires pour tester la qualité des substances de départ et des médicaments finis avant leur utilisation, c'est-à-dire leur mise sur le marché.

- Activités dans le secteur du contrôle de la qualité

Le laboratoire de contrôle dispose d'un espace et d'un équipement adéquats, d'un personnel formé professionnellement et de procédures approuvées pour le calibrage, l'essai et l'analyse des matières premières, du matériel d'emballage (intermédiaire), des produits intermédiaires, des produits en vrac et des produits finis, ainsi que pour la surveillance des conditions ambiantes conformément aux exigences des bonnes pratiques de fabrication. Les activités qui ont lieu dans le laboratoire de contrôle sont :

- la fourniture de matières premières, de matériel d'emballage, de produits intermédiaires, de produits semi-finis et de produits finis

- la préparation de spécifications pour les matières premières, le matériel d'emballage (intermédiaire), les produits intermédiaires, les produits semi-finis et les produits finis

- la validation des méthodes d'essai analytiques

- l'analyse des matières premières, des produits semi-finis et des produits finis

- la tenue de registres (manuels et électroniques)

- l'approbation ou le rejet des matières premières et des produits semi-finis s'ils ne répondent pas aux spécifications de qualité

- l'approbation de la mise sur le marché d'un produit fini

- la préparation des études de stabilité et

- la surveillance de la stabilité

Auto-inspection

Le contrôle interne couvre toutes les activités à l'intérieur et à l'extérieur de l'établissement qui peuvent avoir un impact sur la qualité des produits et le degré de conformité aux exigences des normes BPF, des réglementations légales et autres relatives aux fabricants de médicaments. Les domaines d'inspection sont les domaines prévus par les normes BPF, c'est-à-dire le personnel, les installations, l'équipement, la documentation, la production, le contrôle de la qualité, la distribution des produits, la récupération et le retrait des produits, ainsi que l'examen avec les producteurs et les fournisseurs de matières premières et les fournisseurs d'emballages.

L'inspection interne est effectuée conformément au plan annuel d'inspection interne et, exceptionnellement, elle peut être effectuée à la demande du gestionnaire.

Les résultats de l'inspection interne sont donnés dans les rapports d'inspection interne. Les rapports d'inspection comprennent les mesures correctives proposées, les délais et les personnes responsables, vérifiés par l'inspecteur interne et soumis au directeur de l'entreprise. Le rapport est envoyé au plus tard 20 jours après l'inspection et constitue un document strictement confidentiel à diffusion strictement limitée.

L'inspecteur interne est tenu de présenter un rapport annuel sur les travaux de l'inspection interne, qui contient des données sur la fréquence des auto-inspections, ainsi qu'une proposition de mesures correctives et d'activités à améliorer.

L'inspecteur interne surveille l'avancement des activités grâce à la mise en œuvre de mesures correctives.

Approche différente de l'application des GACP et des GMP dans la production de *flos de Cannabis*

Les bonnes pratiques agricoles et les pratiques de collecte (GACP) font référence à la culture et à la collecte des plantes médicinales, y compris certaines activités post-récolte. Les principaux objectifs de ces lignes directrices sont les suivants : contribution à l'assurance de la qualité des matières premières de plantes de cannabis médicinales utilisées comme source de médicaments à base de plantes, visant à améliorer la qualité, la sécurité et l'efficacité des produits finis à base de plantes, formulation de lignes directrices et de monographies nationales et/ou régionales des GACP pour les plantes de cannabis médicinales et des procédures opérationnelles connexes, encouragement et soutien de la culture et de la collecte durables de plantes de cannabis médicinales de bonne qualité tout en protégeant les plantes médicinales et l'environnement en général.

Les BPF font partie intégrante du système de gestion de la qualité (SGQ) de l'organisation. Elles sont conçues pour minimiser les risques liés à toutes les étapes du processus de production. Une mise en œuvre réussie garantira l'efficacité, la précision et la cohérence du produit fini dans le temps. Bien que les BPF comprennent des tests finaux des produits dans des laboratoires de contrôle de la qualité certifiés, ils sont insuffisants. Les BPF sont censées être mises en œuvre tout au long du processus du cycle de vie, depuis les sources de matières premières et l'examen des qualifications des fournisseurs externes, jusqu'à l'obtention d'un produit final ayant une durée de conservation approuvée. Elles doivent être intégrées dans chaque lot de produits à tous les stades du processus de production. Les BPF couvrent en fait tous les aspects du processus de production. Elles fournissent des exigences minimales que le fabricant doit respecter pour garantir que les produits sont de haute qualité et ne présentent pas de risque pour le consommateur. Les lignes directrices deviennent généralement la base de la réglementation de cette industrie.

L'API est le principe actif qui constitue la matière première du processus de fabrication du produit fini. Pour le cannabis médicinal, l'IPA peut être un composant actif extrait et purifié de la plante de cannabis (par exemple un cannabinoïde) ou un extrait de parties spécifiques de la plante de cannabis ou des parties spécifiques de la plante de cannabis en poudre (TGA Health Department, 2008).

Selon la directive sur les BPF, le *cannabis flos* à usage médical de 100 g, en vrac, emballé dans des sacs en aluminium est destiné à être l'ingrédient pharmaceutique actif (API) qui est la matière première du processus de fabrication des extraits de cannabis à usage médical. La production de l'API doit être conforme à la partie II de la directive PIC/S qui prévoit les étapes du processus où les BPF devraient être davantage appliquées. L'application des BPF dans l'industrie du cannabis est pertinente pour : la transformation primaire, les matériaux, les méthodes, les installations, l'équipement, le personnel, les contrôles, la fabrication, l'emballage, le stockage, la documentation et le transport.

Outre leur potentiel médical cliniquement prouvé, les préparations à base de cannabis diffèrent sensiblement de la plupart des produits pharmaceutiques classiques car la toxicité des produits manufacturés est très faible. Les normes BPF doivent être mises en œuvre dans l'industrie du cannabis. Le cannabis est considéré comme un médicament et doit donc se conformer aux mêmes réglementations que l'industrie pharmaceutique, et la certification BPF/GACP est l'une d'entre elles. Si elle n'est pas mise en œuvre, cela peut être la raison d'une vente perdue, c'est-à-dire un moyen de distinguer l'offre d'un produit fabriqué conformément aux normes BPF/BPCA et d'être mis sur le marché comme étant supérieur aux dérivés du cannabis non produits selon les BPF (Tableau 1 :

Transformation primaire, séchage et parage du cannabis à usage médical

Les sections précédentes ont examiné les différentes exigences des GACP et des GMP, mais pour être prêt pour les normes GMP, la transformation primaire du cannabis comme le séchage, le parage, l'emballage et le stockage de *Cannabis flos* 100 g, en vrac emballé dans des sacs en aluminium, les cinq aspects suivants doivent être complétés :

Installations - Les BPF exigent que les conditions de production pharmaceutique et/ou alimentaire soient conçues et construites de manière à assurer la propreté et à prévenir la contamination. L'installation doit être conçue de manière à fournir un espace de travail et de stockage adéquat pour permettre une exécution satisfaisante de toutes les opérations ; à faciliter un fonctionnement efficace et hygiénique avec un débit régulé de matières premières de plantes médicinales, de matières de plantes médicinales transformées, de personnel et de matériaux d'emballage pendant la transformation ; à permettre un contrôle adéquat de la température et de l'humidité ; à permettre l'isolement des locaux pour les processus pouvant entraîner une contamination croisée, en particulier pour l'isolement des zones sales par rapport aux zones propres ; à permettre le contrôle de l'accès aux différentes parties, le cas échéant ; à permettre un nettoyage facile et adéquat et une surveillance adéquate de l'hygiène ; à empêcher l'entrée de polluants environnementaux, tels que la fumée, la poussière, etc.pour empêcher l'entrée et la reproduction de parasites, et pour empêcher la lumière directe du soleil de pénétrer dans certaines zones médicales pour la manipulation de matériel végétal. L'espace et l'emplacement des locaux sont souhaitables pour permettre le mouvement horizontal des matériaux, du personnel et des opérations. Les locaux devraient être séparés par des murs en briques revêtus de revêtements muraux en PVC avec une surface lisse idéale, sans pores, avec des joints fermés par du silicone sanitaire, imperméable, résistant aux détergents et autres produits chimiques, mécaniquement résistant et très facile à entretenir. Les murs doivent avoir des coins arrondis, sans arêtes vives. Les angles formés entre le plafond et le mur et entre le mur et le sol doivent être de forme courbe. Tous les matériaux qui sont incorporés dans les locaux de production (pour les murs, les sols, les plafonds, les lumières) sont sélectionnés selon les critères suivants : ne pas libérer de particules, nettoyage facile et efficace, non poreux, lisse, sans fissures ni pores, mécaniquement solide et résistant, stable, ne pas stimuler et ne pas convenir à la croissance de micro-organismes, étanche et résistant aux agents de nettoyage et aux produits chimiques, avec des propriétés antistatiques. Les fenêtres et autres ouvertures doivent être construites de manière à éviter l'accumulation de saletés, et celles qui s'ouvrent doivent être équipées de moustiquaires. Les portes devraient être des surfaces lisses et non absorbantes et, le cas échéant, être dans le même plan que les murs. Les armoires, les salles à manger et les toilettes devraient être complètement séparées et ne pas s'ouvrir directement sur les surfaces destinées à la manipulation des plantes médicinales. Les toilettes devraient être ventilées et, le cas échéant, chauffées. Chaque fois que le processus l'exige, des installations appropriées et confortables pour le lavage des mains et des installations de séchage hygiéniques devraient être prévues (Gouvernement du Canada, 2015)

Les *équipements* utilisés pour la fabrication, le conditionnement, l'étiquetage ou le contrôle des substances végétales et des produits à base de cannabis à usage médical doivent être conçus, construits, entretenus, utilisés et installés de manière à permettre un nettoyage efficace de toutes les surfaces, à prévenir la contamination de la drogue et à fonctionner conformément à leur destination (carnets de bord pour l'utilisation, l'entretien et le nettoyage). Le programme de désinfection de l'équipement comprend des procédures opératoires normalisées pour le nettoyage de l'équipement. Les zones critiques qui sont les plus difficiles à nettoyer doivent être identifiées. Les procédures de nettoyage de l'équipement doivent être validées. La contamination microbiologique doit être évitée, plutôt qu'éliminée. Idéalement, une organisation visera à établir des procédures opérationnelles standard simples mises en œuvre par un personnel bien formé et expérimenté. L'équipement de production, d'emballage, d'étiquetage ou d'analyse des lots de substances végétales et de produits à base de cannabis à usage médical doit être conçu, construit, entretenu, utilisé et situé de manière à permettre un nettoyage efficace de ses surfaces, à prévenir la contamination de la drogue et l'ajout de matières externes dans la drogue, et à lui permettre de fonctionner conformément à son objectif. Une maintenance et des registres réguliers sont essentiels.

Le *personnel, en fonction de* ses fonctions et responsabilités, doit avoir une formation technique, universitaire et similaire adéquate et être compétent, dans l'intérêt de la santé du consommateur ou de l'acheteur. La direction est chargée de fournir les ressources adéquates (matériel, personnel, installations et équipements). Elle doit constamment contrôler et améliorer l'efficacité du système de qualité pharmaceutique. Il est essentiel de disposer d'un personnel qualifié pour superviser la production de substances végétales et de produits à base de cannabis à usage médical. Ces opérations sont de nature très technique et nécessitent une vigilance constante, un souci du détail et un haut degré de compétence des employés. Idéalement, une organisation visera à établir des procédures opérationnelles standard simples mises en œuvre par un personnel bien formé et expérimenté.

L'assainissement dans le cadre du respect des BPF. L'assainissement dans le cadre de la production de médicaments à base de cannabis contribue à garantir que les produits sont propres à la consommation. Le programme d'assainissement écrit fournit une certaine assurance que les niveaux de propreté de l'usine sont maintenus et que les dispositions réglementaires pertinentes sont respectées. Les procédures de nettoyage sont validées. La contamination microbiologique doit être évitée, plutôt qu'éliminée. Il doit y avoir un programme d'assainissement écrit (exigences de nettoyage applicables à toutes les zones de produits, exigences de nettoyage, intervalles de nettoyage, agents de nettoyage, responsabilités, validation du nettoyage) qui doit être réalisé sous la supervision d'un personnel qualifié.

Directives de validation du nettoyage - Le but de la validation du nettoyage est de vérifier l'efficacité de la procédure de nettoyage pour éliminer les résidus des produits, des produits de dégradation, des conservateurs, des auxiliaires et/ou des agents de nettoyage, ainsi que le contrôle des contaminants microbiens potentiels. En outre, il convient de s'assurer qu'il n'y a pas de risque associé à la contamination croisée des ingrédients actifs. La validation du nettoyage de l'équipement peut être effectuée simultanément avec les étapes réelles de la production, pendant le développement du processus et/ou la production clinique et devrait être poursuivie jusqu'à la production commerciale complète. La validation des procédés de nettoyage doit être basée sur le scénario le plus défavorable et au moins trois (3) charges de nettoyage consécutives doivent être effectuées et avoir fait leurs preuves afin de prouver que la méthode a été validée. Les procédures de nettoyage détaillées doivent être documentées dans les procédures opérationnelles standard (POS). Un protocole de contrôle du nettoyage est nécessaire pour définir la manière dont le processus de nettoyage sera contrôlé, y compris les procédures de nettoyage détaillées pour chaque produit, chaque système de production ou chaque pièce d'équipement. Lorsque des procédures de nettoyage plus complexes sont nécessaires, il est important de documenter les étapes critiques du nettoyage. En ce sens, une documentation spécifique doit être disponible pour l'équipement lui-même, qui comprend des informations sur la personne qui l'a nettoyé, le moment où le nettoyage est effectué, le produit précédemment traité sur l'équipement qui est nettoyé. Toutefois, pour les opérations de nettoyage relativement simples, la documentation de l'ensemble du processus de nettoyage peut être suffisante. Les délais de stockage des équipements non nettoyés doivent être établis avant le début du nettoyage, ainsi que les délais et les conditions de maintien des équipements propres.

Il existe deux types d'échantillonnage courants qui sont considérés comme acceptables, le prélèvement direct sur les surfaces (méthode de l'écouvillon) et le prélèvement indirect (utilisation de solutions de rinçage).

Échantillonnage direct - Les endroits les plus difficiles à nettoyer, et qui sont raisonnablement disponibles, peuvent être évalués par une méthode d'échantillonnage direct, ce qui permet de déterminer le niveau de contamination ou de résidus sur une surface donnée

Échantillons de rinçage - pour les échantillons de grande surface et les systèmes inaccessibles ou ceux qui ne peuvent pas être démontés en routine. Toutefois, il faut tenir compte du fait que le résidu ou le polluant peut être insoluble ou peut être physiquement recouvert par l'équipement. Lorsque des détergents sont utilisés dans le processus de nettoyage, leur composition doit être connue de l'utilisateur et leur élimination doit être démontrée.

Il convient de déterminer l'adéquation du matériau utilisé pour l'échantillonnage et du milieu d'échantillonnage. Le choix du matériau d'échantillonnage peut affecter la précision de l'échantillon. Il est important de s'assurer que le milieu d'échantillonnage et le solvant (utilisé pour l'extraction du milieu) sont satisfaisants et peuvent être facilement utilisés.

La *documentation* doit assurer la traçabilité de tous les processus et procédures susceptibles d'affecter la qualité du produit. Les registres d'entretien et de nettoyage doivent être remplis. Les conditions de séchage, les processus d'étiquetage, d'emballage, de livraison des lots, de stockage ainsi que les plans et rapports annuels pour l'entretien et l'étalonnage des équipements utilisés dans le processus de production doivent être documentés. Des contrôles internes de tous les registres doivent être effectués une fois par an. Les résultats des inspections internes doivent être consignés dans un rapport d'audit interne (copies de tous les documents, rapports d'audit, rapports d'analyse, etc.) et doivent être conservés pendant au moins 5 ans. La certification BPF pour la production de cannabis et de préparations à base de cannabis se fait par l'intermédiaire d'une autorité réglementaire autorisée (l'Agence nationale des médicaments et des dispositifs médicaux).

Conclusion

Les exigences de base du programme GMP peuvent être résumées comme suit :

- Les processus de production sont clairement définis et contrôlés pour assurer la cohérence et la conformité aux spécifications et procédures approuvées ;
- Validation des étapes critiques des processus de production et des changements significatifs dans le processus ;
- Les instructions et procédures de travail doivent être rédigées de manière claire et facilement compréhensible ;
- Fournir tous les éléments clés nécessaires aux BPF, y compris un personnel qualifié et formé, des locaux et un espace appropriés, des équipements et des services adéquats, des matériaux, des conteneurs et des étiquettes appropriés, des procédures et des instructions approuvées, un stockage et un transport appropriés (Mobius Trimmer, 2019).

Références

Gouvernement du Canada, 2015. Bonnes pratiques de fabrication. Available à l'adresse : https://www.canada.ca/en/health-canada/services/drugs-health-products/ compliance-enforcement/good-manufacturing-practices.html (dernier accès : 15 mars 2019).

EudraLex, 2009. Les règles régissant les médicaments dans l'Union européenne Volume 4 : Lignes directrices de l'UE sur les bonnes pratiques de fabrication. Médicaments à usage humain et vétérinaire Annexe 7 : Fabrication de médicaments à base de plantes. Disponible à l'adresse suivante : https://ec.europa.eu/health/documents/eudralex/vol-4_en.

Évaluation des médicaments à usage humain par l'Agence européenne des médicaments, 2006. Ligne directrice sur les bonnes pratiques agricoles et de collecte des matières premières d'origine végétale. Disponible à l'adresse suivante : https://www.ema.europa.eu/en/documents/scientific-guideline/guideline-good-agricultural-collection-practice-gacp-starting-materials-herbal-origin_en.pdf (dernier accès : 20 mars 2019).

Ministère de la santé, du travail et de la protection sociale Ed. Yakuji Nippo, 1992-2001. Culture des plantes médicinales et contrôle de la qualité Vol. 1-10.

Mobius Trimmer, 2019. Le guide ultime du flux de travail du cannabis certifié par l'AGMP. Disponible à l'adresse suivante : https://www.mobiustrimmer.com/gmp-certified-cannabis-trimming/ (dernier accès : 20 mars 2019).

Johannes, N., Renato, I., 2019. Les bonnes pratiques agricoles et de
cueillette sauvage (GACP) des plantes médicinales en Europe.
Disponible à l'adresse suivante : http://doclinika.ru/wp-
content/uploads/2015/10/Novak.pdf (dernier accès le 20 février
2019).

Département de la santé de la TGA, 2008. Guidance on GMP compliance
for the manufacture of medicinal cannabis for supply under
'approved access' provisions 13, 2-11.

Organisation mondiale de la santé, 2003. Bonnes pratiques de fabrication
des produits pharmaceutiques : grands principes, in : Comité OMS
d'experts des spécifications relatives aux préparations
pharmaceutiques, trente-septième rapport, annexe 4, n° 908.
Disponible à l'adresse suivante :
https://gmpua.com/World/WHO/Annex4/trs908-4.pdf.

Organisation mondiale de la santé, 1996. Bonnes pratiques de fabrication :
lignes directrices complémentaires pour la fabrication des
médicaments à base de plantes, in : Comité d'experts de l'OMS sur
les spécifications des préparations pharmaceutiques, trente-quatrième
rapport, annexe 8 n° 863. Disponible à l'adresse suivante :
http://digicollection.org/hss/fr/d/Js5516e/18.html#Js5516e.18.

Organisation mondiale de la santé, 1998. Méthodes de contrôle de la
qualité des matières premières des plantes médicinales. Disponible à
l'adresse suivante : https://apps.who.int/iris/handle/10665/41986.

Organisation mondiale de la santé, 1996. Directives de l'OMS sur les
bonnes pratiques agricoles et de collecte (GACP) pour les plantes
médicinales. Disponible à l'adresse suivante :
https://apps.who.int/iris/bitstream/handle/10665/42783/9241546271.
pdf?sequence=1.

Organisation mondiale de la santé, 1996. Lignes directrices pour
l'évaluation des médicaments à base de plantes, in : Comité d'experts
de l'OMS sur les spécifications des préparations pharmaceutiques.
trente-quatrième rapport, annexe 11 n° 863. Disponible à l'adresse
suivante : http://digicollection.org/hss/en/d/Jh2984e/.

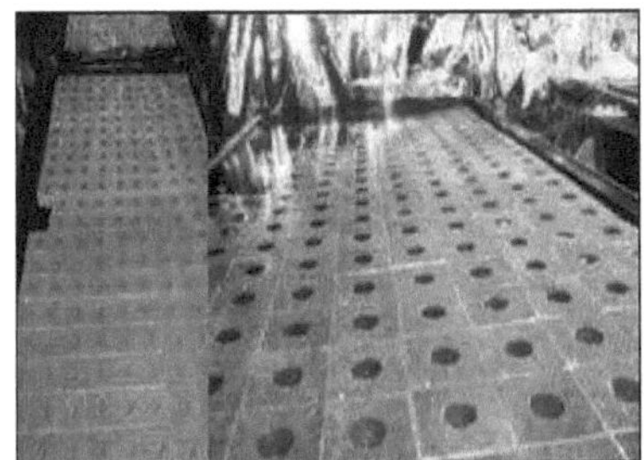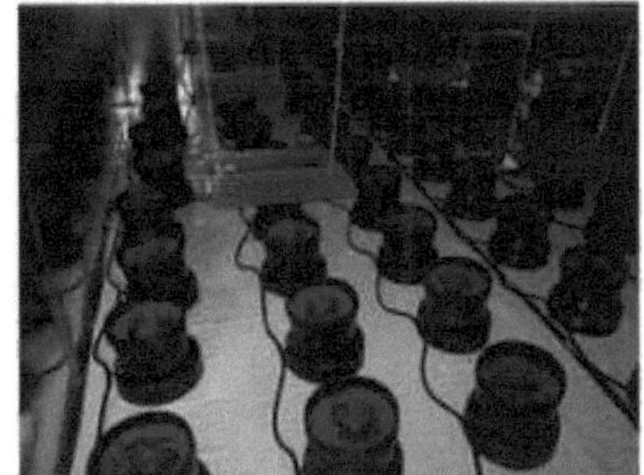

Fig. 1. Culture en intérieur du cannabis à usage médical.

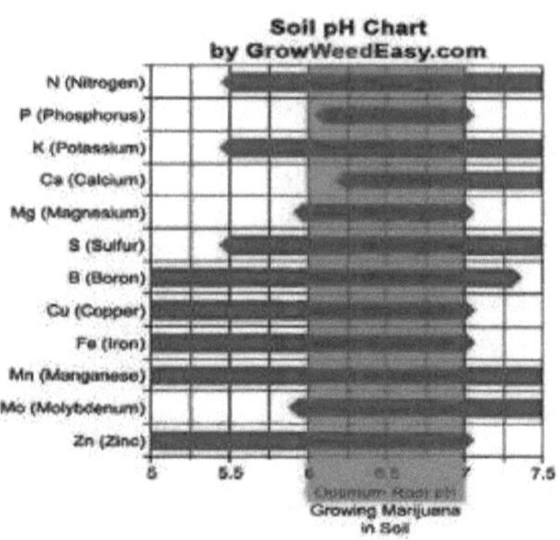

Fig. 2. Fertilisation et pH du sol - facteurs essentiels pour la culture du cannabis à usage médical.

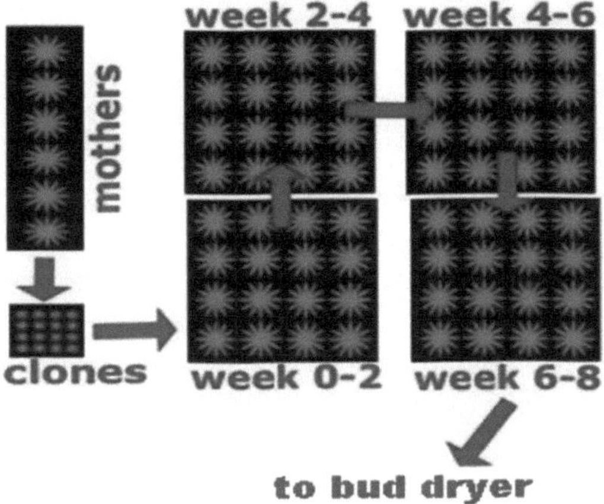

Fig. 3. Phases de la culture végétative du cannabis à usage médical.

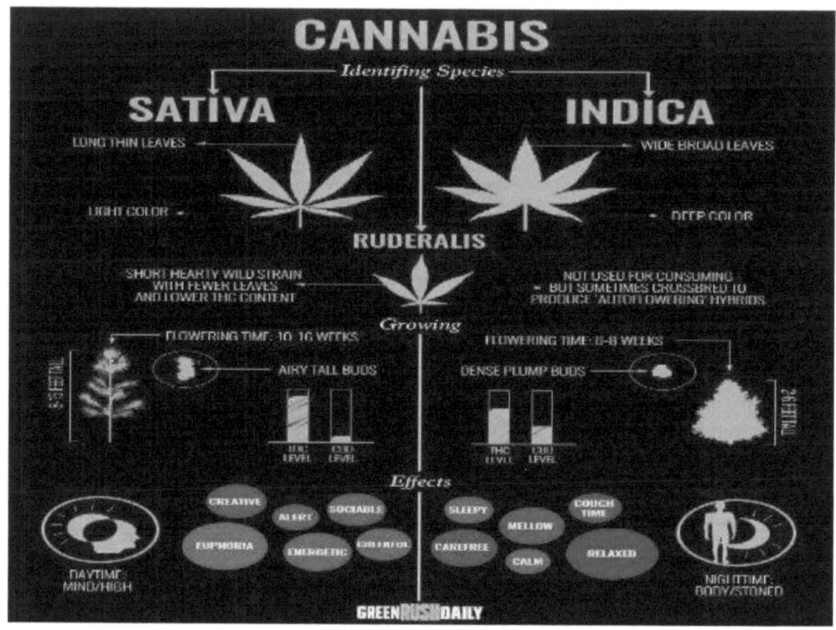

Fig. 4. Différentes espèces de cannabis à usage médical .

Table. 1

https://www.google.com/search

?q=Bon+Agricole+et+Faune+Collecte+Pratique+(GACP)+de+Médicaments+Plantes+e
n+Europe+Johannes+Novak+et+Renato+Iguera+-
+Europe+Herbes+Cultivateurs+Association+(EUROPAM)%2C+c%2Fo+Institut+pour+
Animaux+Nutrition+et+Fonctionnel+Plantes+Composés%2C+Veterinaerplatz+1%2C+A-
1210+Vienne%2C+Autriche+%5B7%5D.&rlz=1C1PRFE_enMK698MK700&oq=Bon+Ag
riculture+et+Faune+Collecte+Pratique+(GACP)+de+Médicaments+Plantes+en+Europe
+Johannes+Novak+et+Renato+Iguera+-
+Europe+Herbes+Cultivateurs+Association+(EUROPAM)%2C+c%2Fo+Institut+pour+
Animaux+Nutrition+et+Fonctionnel+Plantes+Composés%2C+Veterinaerplatz+1%2C+A-
1210+Vienne%2C+Autriche+%5B7%5D.&aqs=chrome.0.69i59.2077j0j7&sourceid=chro
me&ie=UTF-8

	GACP	Partie II du guide des BPF	Partie I du guide des BPF
La plantation et la récolte des plantes	░		
Coupe et séchage des plantes *	░		░
Expression des plantes et distillation **		░	░
Broyage, extraction, fractionnement, purification ou fermentation de substances végétales		░	░
Traitement ultérieur sous une forme de dosage incluant l'emballage, en tant que médicament à base de plantes			░

** Les fabricants doivent s'assurer que ces étapes sont effectuées conformément à la Licence pour la culture et la transformation des plantes médicinales/substances à base de plantes du cannabis. Si ces étapes sont effectuées conformément à la licence pour la culture et la transformation de plantes médicinales/substances à base de cannabis, la GACP est applicable.*

Les BPF s'appliquent à la taille et au séchage des plantes médicinales du cannabis, dans toutes les étapes ultérieures jusqu'à l'obtention de remèdes à base de plantes et d'herbes médicinales.

*** En ce qui concerne l'expression de la plante et la distillation, s'il est nécessaire que ces activités fassent partie intégrante de la récolte afin de maintenir la qualité du produit dans le cadre du cahier des charges approuvé, il est acceptable qu'elles soient effectuées sur place,* à condition qu'elles soient cultivées conformément aux BPCA. Ces circonstances doivent être considérées comme exceptionnelles et justifiées dans les documents d'autorisation/enregistrement du marché pertinents. Pour les activités sur le terrain, une documentation appropriée, un contrôle et une validation selon les principes des BPF doivent être fournis. Les régulateurs peuvent effectuer des contrôles de BPF sur ces activités afin d'en évaluer la conformité.

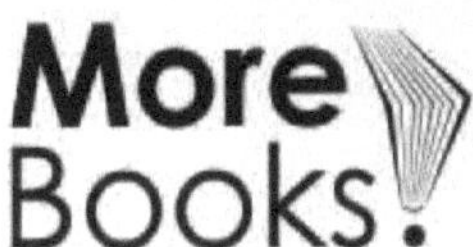

More
Books!

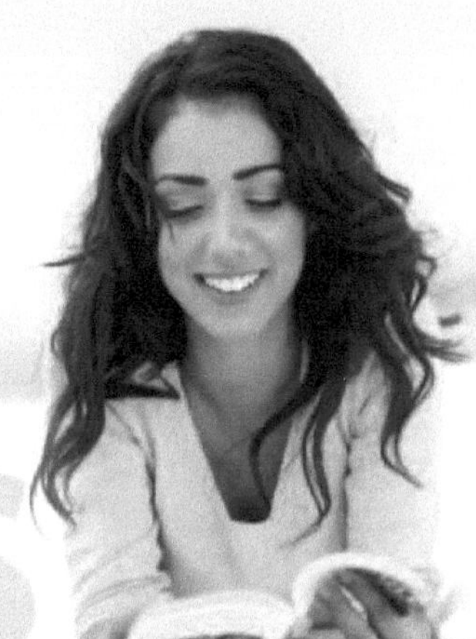

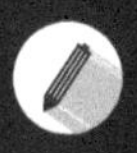

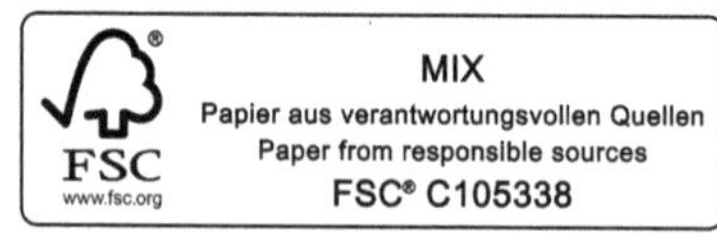

Printed by Books on Demand GmbH, Norderstedt / Germany